口唇口蓋裂児
離乳食の基礎知識

日本口唇口蓋裂協会　編

財団法人　口腔保健協会

目　次

はじめに………………………………………………………………………… 3

第1章　離乳について………………………………………………………… 4
　1．離乳って何だろう？………………………………………………… 4
　2．いつ頃から始めればいいの？……………………………………… 5
　3．守ってほしい基本的なこと………………………………………… 7
　4．口唇口蓋裂の赤ちゃんにとっての離乳…………………………… 8
　5．お口の中を清潔に…………………………………………………… 11
　6．便利なグッズ………………………………………………………… 13
　7．ベビーフードとは…………………………………………………… 14
　8．食物アレルギーとは………………………………………………… 15

第2章　離乳食のすすめ方（目安）………………………………………… 18
　1．離乳のステップ一覧表……………………………………………… 18
　2．月齢別　離乳食のポイント………………………………………… 20
　　（1）ゴックン期（離乳初期）……………………………………… 20
　　（2）モグモグ期（離乳中期）……………………………………… 22
　　（3）カミカミ期（離乳後期）……………………………………… 24
　　（4）パクパク期（離乳完了期）…………………………………… 25

第3章　よくある質問………………………………………………………… 26

おわりに………………………………………………………………………… 37

はじめに

　赤ちゃんが生まれて数カ月たつと，離乳期という新しいステップに入ってきます。

　最初はどのお母さんも「離乳って何だろう？」「何を食べさせてあげればいいの？」と戸惑われるのではないでしょうか。特に，口唇口蓋裂を持って生まれた赤ちゃんのお母さんは，母乳やミルクを飲ませるためにさまざまな工夫や努力をされており，離乳食を始めるにあたっても多くの不安をお持ちのことと思います。

　そんなお母さんのために，少しでもお役に立てればと「口唇口蓋裂児離乳食の基礎知識」を作成いたしました。

　この冊子には，離乳食の基礎知識が口唇口蓋裂の赤ちゃんの状態に合わせて書かれています。お母さんが"離乳食を始めたい"と思われた時，読んでいただければと思います。

　離乳期で一番大切なのは，赤ちゃんが嫌がる場合は無理に進めないこと。そして，他の子と比べないこと。無理強いをして，楽しいはずの食事が苦痛になっては元も子もありません。赤ちゃんの様子を一番知っているのは，お母さん。ここに書いてあることもひとつの目安と考え，焦らず，ゆっくり，ひとりひとりのペースに合わせて進めてあげて下さい。

第1章　離乳について

1. 離乳って何だろう？

　哺乳方法を工夫しながら母乳やミルクを飲み，日々育っている赤ちゃんですが，成長とともにそれだけでは栄養が足りなくなってきます。赤ちゃんが，大人と同じように形のある物を食べ，さまざまな栄養をとれるように練習していくことを「離乳」といいます。

　これまで「飲む」ことしか知らなかった赤ちゃんが「かんで食べる」ことを覚え，うまく消化吸収していくためには，半年から1年ほどをかけて，食べ物をやわらかい物からだんだんと固い物へ進めてあげる必要があります。この「食べる」ことを覚えていく時期を「離乳期」といいます。

　「食べる」ことは生きる上での基本であり，楽しみのひとつでもあります。赤ちゃんにより豊かな食生活を送ってもらうために，いろいろな味や食感を覚えさせてあげましょう。

　口唇口蓋裂の方で披裂（ひれつ）があり，食品が鼻（鼻腔）に入ってしまうのではと心配される場合があります。もちろん鼻腔に入ることもありますが，担当医，専門の管理栄養士と相談して下さい。必要に応じて披裂部を塞ぐ装置（ホッツ床，閉鎖床）等をつけたり，食材の形態の工夫をしたり，食後の口腔・鼻腔の清掃について指導を受けることができます。

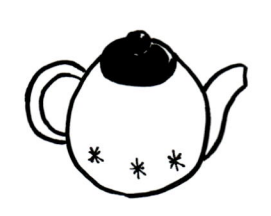

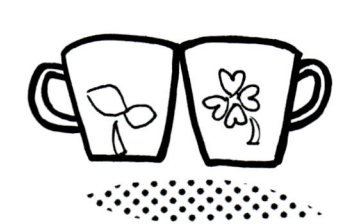

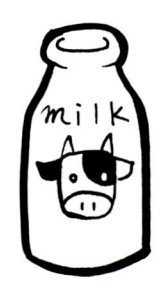

2. いつ頃から始めればいいの？

　「口唇口蓋裂があるから」という理由で遅らせる必要はありません。発育を見て，下のような様子が見られたら"そろそろ離乳食を始めても大丈夫"という赤ちゃんからのサインです。「受け入れる準備ができてきたかな？」と思ったら始めていきましょう。

　心配な場合は，担当医，小児科医，管理栄養士などにご相談下さい。

○　首がしっかりすわり，支えてあげれば座っていられる。
○　赤ちゃんが母乳やミルク以外を欲しがる。
　　　大人が食べているしぐさを目で追うようになったり，欲しそうに手を出してきたり，よだれを垂らしてお口をモグモグさせたりします。
○　スプーンで食べられる。
　　　離乳食を食べるためには，スプーンに慣れる必要があります。赤ちゃんには，生まれつき口や唇の周りに触れるとおっぱいを吸おうとする反射（吸啜反射）があり，早い時期に離乳食を始めようとすると，舌で食べ物を押し出してしまうことがあります。生後4〜5カ月くらいになるとこの反射が消失してくるので，スプーンを近づけた時，口を開けたり欲しそうに声を出したりして，うまく飲み込めるようになってきます。

　生後5カ月前後でこれらの様子が見られる赤ちゃんが多く，離乳食の開始を5カ月頃としている育児書が多いのですが，赤ちゃんが食べる気になるまでには個人差があります。無理に進めてしまうとむせてしまい，食べ物を見るだけで嫌がるようになってしまうこともありますから，「赤ちゃんがその気になるまで待つ」という"気持ちの余裕"をお母さんが持つことも大切です。喜んで食べてくれることが，赤ちゃんにとってもお母さんにとっても一番。「うまくいかないな」と思ったら，1週間くらいあけて再チャレンジしてみましょう。

　とはいえ，"母乳が足りなくなっているのにミルクを飲んでくれない"と

いう理由で早めに離乳食が必要な赤ちゃんもいます。生後4カ月より前では消化吸収機能が未熟ですので，スプーンで野菜スープ，果汁などの液体を10日間ほど練習した後，こぼさずにうまく飲み込めることがわかってきたら先の段階へとゆっくり進めてあげましょう。

　病状により経管栄養の方の場合，離乳食に移行することによりチューブを抜去できることもあります。担当医の指導を受けて，あせらず慎重に進めて下さい。

　口唇口蓋裂の離乳ではお母さんひとりで頑張るのではなく，お母さんを中心に小児科医，口腔外科医，保健師，管理栄養士，看護師，言語聴覚士，歯科衛生士など，さまざまな職種の専門家がチーム医療で見守っていくことが大切です。

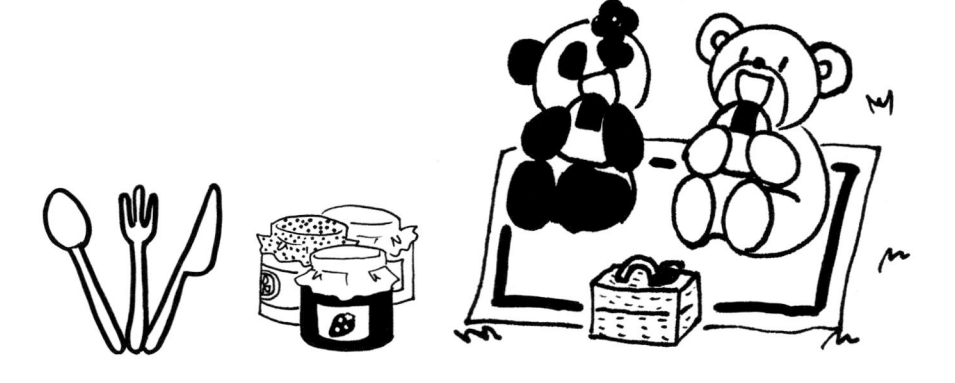

3. 守ってほしい基本的なこと

　離乳食に関する本を見ていると，ついレシピばかりが気になりがちですが，難しく考える必要はありません。かぼちゃ，じゃがいも，にんじんなどの野菜を煮てつぶした物，豆腐，白身の魚，ひき肉など，大人が食べる食材で赤ちゃんにも食べられる物がたくさんあります。大人の食事を作る時に取り分けておくと簡単でしょう。

　そうは言っても，いきなり大人と同じというわけにはいきません。赤ちゃんの消化吸収機能は未熟ですから，次のことに気をつけてあげて下さい。

　衛生面：赤ちゃんのお腹はデリケート。
　　　　　果物やヨーグルトの他は，新鮮な物を必ず加熱調理しましょう。
　固　さ：いきなり固い物は無理。始めはドロドロの物から，徐々に形のある物に変えてあげましょう。
　味つけ：大人と同じ味付けでは濃すぎです。
　　　　　素材の味を生かしてごく薄味にしましょう。
　　量　：1日1回1さじから始め，開始月は1日1回，6〜8カ月は1日2回，9カ月頃からは1日3回が目安となります。
　献　立：離乳食を始めたばかりの頃は，おっぱいやミルクからも栄養をとることができます。1日3回と離乳食の量が増えてきたら，栄養バランスを考えて食材を選んであげましょう。

　口唇口蓋裂の赤ちゃんは，むせたり，食べ物が口からこぼれたり，鼻から漏れたりと，食べるために思ったより時間がかかることがあります。

　あまり手のこんだ物ばかりだと，時間がかかる上に，食べて欲しさについ無理強いをしがち。基本さえ守っていればよいのですから，お母さんに無理のない方法で，赤ちゃんに「食事は楽しい」という雰囲気を作ってあげて下さい。

　便利なベビーフードの利用もよいでしょう。その際は，赤ちゃんの発育や食べ具合に合わせたものを選んであげて下さい。

4. 口唇口蓋裂の赤ちゃんにとっての離乳

　口唇口蓋裂の赤ちゃんは，「上下の口唇でうまく乳首をはさむことができない」「披裂の部分に乳首が落ち込んでしまう」「母乳やミルクを吸うための力が弱い」などの理由で哺乳に苦労することが多く，お母さんは授乳方法のさまざまな工夫をしていらっしゃることと思います。また，哺乳床（口蓋裂手術までの間に使用する人工の口蓋：ホッツ床など）を使用したり，病気の状態によっては経管栄養を行ったりしている赤ちゃんもいらっしゃることでしょう。

　離乳食へ進む場合，上手におっぱいやミルクが飲めれば，多少時間はかかるかもしれませんが，他の赤ちゃんと同じように進んでいくことができます。なかには，哺乳瓶は苦手だがスプーンは得意という赤ちゃんもいて，思ったより離乳が順調に進む場合もあるくらいです。

■手術の時期と離乳

　医療機関によって口唇裂や口蓋裂の手術の時期はさまざまです。

　生後 3〜5 カ月で口唇裂の手術を受ける赤ちゃんは，離乳の準備に入る頃手術を受けることになり，手術後，口唇に触れられることに敏感でスプーンの受け入れが悪かったり，上口唇の動きが弱かったりする場合があります。この時，無理に食べさせようとすると，食べ物を拒否するようになってしまうことがありますから，そのような場合は，まず赤ちゃんに口唇への刺激に慣れてもらう必要があります。

　手術の傷がよくなったら，担当医と相談しながら，舐めても安全なおもちゃを与えて口遊びをさせたり，お母さんやお父さん，おばあちゃん，おじいちゃんの手のひらで，赤ちゃんの手，腕，肩，首，頬，口の周り，口へと順に触れてあげたりして刺激を与えてあげましょう。慣れるまで時間がかかるかもしれませんが，気長に待ってあげて下さい。

　口蓋裂の手術は，一般的には 1 歳を過ぎてから体重 10 kg を目安に行われます。それまでの間，赤ちゃんはお口とお鼻が繋がっている状態にあり，そのために食べたものが鼻へ漏れやすく，哺乳床を使用していても時にはむせてしまうことがあります。

食べさせる時の姿勢，食べさせ方，調理法などの工夫でむせることを少なくしてあげることができますので，詳しくは第2章をご覧下さい。

■他に病気のある赤ちゃんや経管栄養をしている赤ちゃんについて

口唇口蓋裂の他に病気を持っている赤ちゃんや，吸うことや飲みこむことに関係した筋肉が弱い赤ちゃんは，経管栄養に頼らなければならない場合があります。

このような赤ちゃんは，誤って気管支や肺に食べた物が入ってしまわないように，発育状態，病状に合わせてより慎重に離乳食へ進めてあげなければなりません。

長く経管栄養をしていた赤ちゃんは，飲むことを忘れてしまって，口から摂取することを嫌がる場合もあります。そうなると思うように食べてもらえず，お母さんも疲れきってしまって，つい楽な経管栄養に頼りがちになります。

担当医の指示のもと，「時々乳首を使用する」「きれいに洗ったお母さんの指を赤ちゃんのお口の中に入れ刺激をしてあげる」など，口から摂取することに切り換えていく準備を哺乳の段階からしていきましょう。

■口腔マッサージについて

長期間の経管栄養の実施によって口から食べる経験が不足すると，口腔器官の知覚や運動の発達が遅れて，ますます食べることが難しくなる可能性があります。この問題を少しでも軽減させるために，口唇や頬，舌に対する口腔マッサージが効果的と考えられています。

また，指しゃぶりや，おもちゃしゃぶりにも，口腔マッサージと同様に口腔器官の発達を促す効果があるので，手術直後を除いて十分にさせてあげて下さい。

口唇
①つまむ：人差し指と親指を使い，上唇と下唇をそれぞれ厚めにつまみます。
②膨らませる：口唇と歯ぐきの間に人差し指を入れ，外側から親指ではさむようにして，中心から左右方向にゆっくり膨らませます。上下左右の計4カ所に行

います。
③のばす：人差し指で外側から上唇を押し下げる動きと，下唇を押し上げる動き
　をそれぞれ行います。
頬：片側ずつ，頬の内側に人差し指を入れて，外側にゆっくり膨らませます。
舌：軽く口を開けさせた状態で，舌の前方に手指を当てて，ゆっくりと押し下げ
ます。

■育児日記のすすめ

　どんな物でもかまいません。赤ちゃんが食べた物，そのときの状態，体重などを記録しておくことをおすすめします。診察時に見せていただきますと，診断の助けになりますし，何よりもよい思い出になります。

　日記をつけ始め，数カ月経ったら読み返してみて下さい。なかなか食べてくれない，体重が思うように増えないと思っていた赤ちゃんも，びっくりするくらい成長していることでしょう。

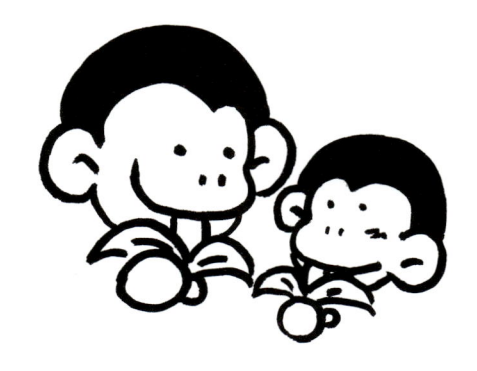

5. お口の中を清潔に

　口唇口蓋裂の赤ちゃんにとって、お口のケアはとても大切です。
　「この子はちゃんと歯が生えてくるだろうか？」と心配されるお父さん、お母さんが多くいらっしゃいますが、口唇口蓋裂があっても、赤ちゃんには披裂(ひれつ)の部分を除いてちゃんと歯が生えてきますし、欠如している部分も成長を待って人工の歯を入れてあげることができますので、その点についてはご安心下さい。
　しかし、歯の形や生えてくる位置に異常が見られることが多く、食べかすが残りやすい、歯磨きをしても汚れが取れにくいといった理由から、虫歯になりやすいという問題を抱えています。将来的に矯正歯科治療が必要になった時、「虫歯だらけで治療が困難」ということにならないよう、歯が生えてくる前からお口の中を清潔に保ち、虫歯予防を心がけて下さい。また、フッ素塗布による予防は、乳歯が1、2本からでも効果があります。担当医または小児歯科医などに相談しましょう。

■口腔ケアの仕方

　食後は必ず白湯を飲ませ、ガーゼを指に巻いて口の中をぬぐってあげて下さい。食べかすが多い時には、綿棒・スポンジブラシなどを利用して、汚れをふき取ってあげましょう。ホッツ床は、歯ブラシを使いよく洗って下さい。
　口腔ケアをするタイミングは、食後少し時間をあけてから行うとよいでしょう。食後すぐに行うと、刺激で食べたものを吐いてしまうことがあります。
　やり方は、口唇を持ち上げ、歯ぐき、頬と歯ぐきの間、上あご、披裂(ひれつ)の中の汚れを巻き取るようにして取ってあげて下さい。
　口腔ケアには、口腔の刺激による口腔マッサージ効果もあります。歯だけを清潔にするのではなく、まず歯をきれいにして、その後に口の中を刺激してあげましょう。口腔ケアを子供とのコミュニケーションを取る大切な時間ととらえて下さい。
　だだしマッサージの仕方は披裂(ひれつ)の状態にもよりますから、あらかじめ担

当医から具体的なマッサージ方法について指導を受けておくとよいでしょう。

■歯磨きについて

　歯が生えてきたら，歯ブラシを使って磨いていきますが，最初は嫌がってうまくいかないことが多いと思います。そんな時は，ガーゼを使って汚れをふき取るなどして，少しずつ慣らしてあげましょう。嫌がらずに磨けるようになってきたら，ヘッドが小さめの歯ブラシ，1本磨き用歯ブラシなどを使って，歯の表裏を1本ずつ丁寧に磨いていきます。赤ちゃんの頭をお母さんの膝の上に乗せて磨くと，お口の中がよく見えますし，安定していて磨きやすいでしょう。

　歯が生えてきたばかりの頃は，歯磨き剤はまだ必要ありません。歯の裏側，隙間，かみ合わせの部分は特に念入りに磨いてあげて下さい。

　小さい頃から歯磨きの習慣を身につけさせ，虫歯予防を心がけてあげることはとても大切です。

　　　揃えておくとよい口腔ケア用品
＊スポンジブラシ
　（介護用品を扱っているお店や，インターネットなどで手に入ります）
＊ヘッドの小さい歯ブラシ
＊1本磨き用歯ブラシ
＊ガーゼ

6. 便利なグッズ

　離乳食を作るために特別な器具は必要ありません。基本は「はかる，つぶす，おろす，しぼる」などですから，家庭にある物を上手に利用するとよいでしょう。

　赤ちゃんは抵抗力が弱いですから，使う器具を清潔に保つのはもちろんのこと，調理をする前には石けんでよく手を洗い，生の食材に触れた包丁やまな板は熱湯消毒をして細菌による感染を予防しましょう。食中毒が発生しやすい季節は，汚れの残りやすい調理器具の使用をひかえ，フォークやスプーンでつぶすだけにするといった工夫をされるとより安心です。

　調理器具：はかる（計量スプーン，計量カップ）
　　　　　　つぶす（スプーン，フォーク，茶こし，裏ごし器）
　　　　　　おろす（おろし器，すり鉢）
　　　　　　しぼる（しぼり器，ガーゼ）
　食 器 類：スプーン
　　　　　　　　フィーディングスプーン，赤ちゃん用スプーンなど，歯や歯ぐきにやさしい口あたりのよいスプーン。
　　　　　　　　スプーンの材質にはさまざまな物があります。赤ちゃんの好みもありますから，嫌がる場合は，他の材質に変えてみるのもよいでしょう。
　　　　　　電子レンジ使用可能な食器
　　　　　　　　赤ちゃん用の食器でそのまま調理できる物もあります。清潔で簡単，手間を省き，その分ゆったりとした気持ちで赤ちゃんに食事をさせてあげることができます。
　保存容器：少量ずつしか使わない離乳食は，たくさん作って冷凍保存しておくことができる場合もあります。小分けして入れることができる保存容器，保存袋などがあると便利でしょう。

7. ベビーフードとは

　ベビーフードは，主に乳児を対象に栄養素などを補給し，母乳やミルクから一般の固形食品に慣れさせ食事習慣を確立させるために用いる食品です。赤ちゃんの出生数とは逆に，ベビーフードの生産量は増加傾向にあります。

■特徴
　　長所………衛生面での安心感，使用方法の簡便さ，個別包装で準備が簡
　　　　　　　単，種類の豊富さ，栄養バランスがよい。
　　短所………添加物の使用，量が足りない，月齢に対して食物形態がやわ
　　　　　　　らかい。

　与える時期の目安として，「5カ月頃から」「9カ月頃から」と表示を行っていますが，瓶詰製品の場合，離乳中期（7～8カ月）や離乳後期（9～11カ月）に与えるのが適当とされている物でも，その内容はペースト状になっている割合が多いです。瓶詰製品に比べて固さの面では比較的変化があるレトルト食品の場合でも，塊が，あんかけやゆるいソース状の液体の中に混ざっているため，実際は瓶詰製品とほぼ同じ内容です。
　両者の食材は，製造の段階で長時間・高温で調理するためか，同様の内容を手作りした場合よりもやわらかい傾向にあります。つまり，各離乳期における段階的変化に乏しいと考えられます。
　今後，離乳が進むにつれ，乳児の舌，歯ぐき，あごの動きを考慮し，またかむ能力を次第に高めていくためにも，ベビーフードの使用割合があまり多くなることは，このような発達において好ましいものではないといえるでしょう。

■種類
　ベビーフードは製品の形状によって「ドライタイプ」と「ウェットタイプ」の2種類に大別されます。

「ドライタイプ」…………乾燥品（粉末状，粒状，フレーク状），フリーズドライ製品（真空冷凍乾燥）
「ウェットタイプ」………瓶詰製品，レトルト食品

8. 食物アレルギーとは

　食物アレルギーというのは，多くは体内に免疫グロブリンE（IgE）という抗体を持つ人，あるいは少数ながら1型ヘルパー細胞というリンパ球の働きに問題がある人が，ある特定の食べ物を食べることで下痢，嘔吐，ジンマ疹，気管支喘息などの症状が出る病気です。

■食物アレルゲンとなるのはどんな食品？
　卵，牛乳，大豆，小麦粉，えび，ゼラチン，果物，そば，ナッツ類など
　＜卵＞
　アレルギー原因になるたんぱく質のほとんどは，卵黄ではなく卵白に含まれています。卵白には卵黄の3倍ぐらい含まれているといわれています。
　また，消化・吸収の面から考慮しても，卵黄のほうが消化・吸収しやすいことがあります。そのためアレルギー素因のある赤ちゃんは，卵黄から始めた方がよい，あるいは1歳くらいまでは卵の摂取を控えた方がよい，などといわれています。しかし素人判断で除去するのではなく，医師に相談して指示に従いましょう。
　＜牛乳＞
　牛乳は字のごとく，牛のお乳です。当然，人間のお母さんが出すおっぱいとは成分が違います。特に牛乳には，脂質もたんぱく質も多く含まれています。これは0歳代の赤ちゃんの腸にはとても消化・吸収しにくい成分で，これらを処理して尿をつくる腎臓も未熟なため，腎臓にも無理がかかります。そのため牛乳は，消化・吸収能力と腎臓の働きが高まってくる1歳くらいまでは離乳食の調理に使う程度にとどめ，飲むことは控えておきましょう。
　ただし，アレルギー素因のある赤ちゃんの場合は料理に使う前に医師に相談し，指示に従いましょう。

■アレルギーがあるとわかった時の対処法

　すでに何らかのアレルギー症状が出ている場合や，両親がアレルギー体質で赤ちゃんにもアレルギーの素因がある可能性が高い場合は，離乳食の進め方は慎重にします。

　特に，アレルギー原因になりやすいとされる「卵」「牛乳」などのたんぱく質の食品を取り入れる時は慎重にしましょう。腸の発達が未完成な赤ちゃんはたんぱく質を十分に消化・吸収できないため，アレルギーをおこしやすくなります。ただし，勝手な判断で赤ちゃんに食べさせないということはせず，不安な場合は必ず専門医に相談しましょう。

　アレルゲンとなる食品を除去する場合，以下の3つに注意し食品表示を確認しましょう。

①原料
②加工や流通段階で使った材料や添加物など
③調理や保存のために使ったもの

　意外な食品にアレルゲンが含まれていることがあるので注意しましょう。

例

卵アレルギーの場合
　卵，コロッケ，フライ，マヨネーズ，カステラ，アイスクリーム，プリン，ケーキ，ビスケット，添加物（インスタント食品や加工食品などに含有）

牛乳アレルギーの場合
　牛乳，乳製品（粉乳，ヨーグルト，チーズ，バター，マーガリンなど），食パン，グラタン，シチュー，アイスクリーム，シャーベット，インスタントココア，添加物（インスタント食品や加工食品などに含有）

■食物アレルギーは治らないの？

　赤ちゃんの時に食物アレルギーが出たとしても，1歳で約50％，2歳で約75％が治り，3歳までには約90％が治るといわれています。これは腸の働きが成熟していくからです。

　ですから，ほとんどの場合，食物アレルギーはずっと続くものではありません。赤ちゃんの時に食べられない食品でも，成長すれば食べられるようになります。

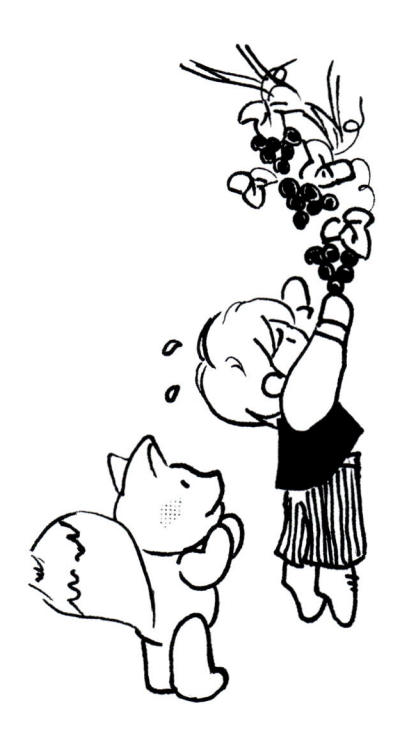

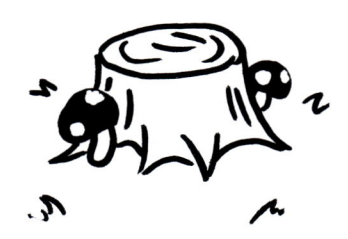

第2章 離乳食のすすめ方（目安）

1. 離乳のステップ一覧表

月齢	お口の様子	治療の経過	離乳食の回数	授乳回数または量	離乳食の形態
3〜4カ月		口唇裂手術		600〜850 ml	
ゴックン期（初期）5〜6カ月	舌は前後にだけ動きます。唇を閉じて，ごっくんと飲み込みます。		1日1〜2回	4回→3回 700〜1,000 ml	どろどろ状
モグモグ期（中期）7〜8カ月	舌は前後上下に動きます。		1日2回	3回 700〜900 ml	ベタベタ状 ペースト状 舌でつぶせる固さ
カミカミ期（後期）9〜11カ月	舌は左右にも動き，歯ぐきでつぶして食べられるようになります。		1日2〜3回	2回 600〜800 ml	バナナ状 粗みじん切り 歯ぐきでつぶせる固さ
パクパク期（完了期）12カ月〜	舌を自在に動かせるようになり，歯ぐきでかんで食べられるようになります。	1歳半〜，体重10 kg前後を目安に口蓋裂の手術	1日3回	牛乳やミルクをコップで1日に300〜400 ml	ハンバーグ状 サイコロ状 歯ぐきでかめる固さ

1回あたりの量（目安）								
主食	主菜					副菜		油脂・砂糖
	卵	乳製品	大豆製品	魚	肉	野菜	果物	
つぶし粥 （10倍粥） パン粥 30〜40g	卵黄 2/3個 以下	ヨーグルト 55g	豆腐 25g	白身魚 5〜 10g		すりつぶし・裏ごし 15〜 20g	すりおろし 15〜 20g	各 0〜1g
全粥 （7倍粥） パン粥 50〜80g	卵黄 1個 全卵 1/2個	ヨーグルト 85〜 100g	豆腐・納豆・高野豆腐 40〜50g	白身魚 赤身魚 13〜 15g	鶏ささ身・鶏レバー 10〜 15g	やわらかく煮てすりつぶす 25g	すりおろし 25g	各 2〜2.5g
全粥〜軟飯 全粥90〜 100g 軟飯80g トースト	全卵 1/2個	ヨーグルト 100g	豆腐・納豆・高野豆腐 50g	白身魚 赤身魚 青背魚 15g	鶏肉 牛肉 豚肉 18g	やわらかく煮て刻む 30〜 40g	コンポート・薄切り 30〜 40g	各3g
軟飯90g ふつうのご飯80g	全卵 1/2〜 2/3個	ヨーグルト 100〜 120g	豆腐・がんもどき・厚揚げ 50〜55g	白身魚 赤身魚 青背魚 15〜 18g	鶏肉 牛肉 豚肉 18〜 20g	40〜 50g	40〜 50g	各4g

2. 月齢別　離乳食のポイント

(1) ゴックン期（離乳初期）

離乳の準備

　生後 3〜5 カ月頃口唇裂の手術を受けた赤ちゃんは，上口唇に触れられることを嫌がったり，口唇の動きが弱かったりする場合があります。また，手術の傷を保護するために，おしゃぶりができなかったことにより，口の周りに触れられるだけで過敏に反応し，スプーンを受け付けてくれないことがあります。

　このような場合は，手術の傷が治ったことを医師に確認したら，積極的におもちゃを使って口遊びをさせたり，お母さんの見ているところでスプーンを舐めさせたりして，刺激に慣れさせてあげることから始めましょう。

　それでもなかなかできない場合は，お母さんやお父さん，おばあちゃん，おじいちゃんの手のひらで，お口よりもずっと遠く，赤ちゃんの手から，腕→肩→首→顔→口の周り→口→口の中と，順番に優しく触れてあげて下さい。こうして，触れられることに徐々に慣らしていきます。時間がかかるかもしれませんが，気長につきあってあげて下さい。

　他に病気を持っていたり，経管栄養を長く行ったりしてきた赤ちゃんは，発達の状態を見ながら，より慎重に進めてあげる必要があります。

　うまく水分を飲み込めないと，誤って気管に入り咳き込んでしまうこともあります。どのくらいできるのかを見極めながら，医師と相談して進めましょう。

離乳食の与え方

　首がしっかりすわり支えていれば座っていられる，大人が食べているのを見て欲しそうな素振りをする，よだれを垂らしてお口をもごもごさせる，などが離乳食を開始してもいいよ，という赤ちゃんからのサインです。野菜スープなどの液体から，ゆっくりと開始していきましょう。

　まず下口唇にスプーンを置き，トントンと触れながら「あーん」と合図を送ります。

　上口唇が食べ物を取り込むように降りてきたら，真っ直ぐにスプーンを

引き抜きます。これまで口を開けてミルクや母乳を飲んできた赤ちゃんは，口唇を閉じることを知りません。最初は口の端からこぼれてきてしまうでしょうが，顎のあたりですくって，もう一度入れてあげて下さい。これを繰り返しているうちに，食べ物をうまく取り込めるようになってきます。慣れてきたら，徐々にペースト状の食べ物を与えてみましょう。

　ゴックン期は，赤ちゃんがペースト状の食べ物を口の中に取り込み，舌でのどの奥へと送って，それから口唇を閉じてゴックンと飲み込むまでを覚える時期です。

　この時期の赤ちゃんは，まだ舌で食べ物を押しつぶすことができません。食べる物は，ペースト状，プレーンヨーグルトの固さを目安にしてあげて下さい。

　最初は，アレルギーの心配が少ない「つぶし粥」を，赤ちゃんの機嫌がよく，お母さんもゆとりがある時間に与えてみましょう。もちろん，米が好きではない赤ちゃんもいるので，ゆでた野菜をつぶした物やパン粥でもかまいません。

　1日1回1さじ（赤ちゃん用のフィーディグスプーンなら5さじくらい）から始め，うまく飲み込めるようだったら次の日または2日後にもう1さじ増やすというように，ゆっくりすすめてあげて下さい。

　うまく食べられるからといって与えすぎると，消化不良をおこしたり吐いたりすることがあります。この時期はまだミルクや母乳が主食ですから，スプーンやミルク以外の味に慣れるようにするだけで十分です。

うまく食べられない場合には

　口唇裂の手術を受けた後で上口唇の動きが弱く，うまく食べ物を捕らえられなかったり，お口が閉じられなかったりする赤ちゃんには，スプーンを抜く時，上口唇にお母さんの指を添えてあげましょう。そうすることによって，赤ちゃん自身が，スプーンの上の食べ物を上口唇でこすりとって食べる感覚を覚えていきます。

　どうしてもスプーンを受けつけてくれない赤ちゃんには，遊び感覚で指に食べ物をつけて指しゃぶりをさせてもよいでしょう。大人が手づかみで美味しそうに食べている仕草を見せると，まねをして食べようとする場合

もあります。赤ちゃんが楽しく食べてくれるよう工夫してみましょう。

　また，水分やペースト状の食べ物は流れがよいために，口蓋裂のある赤ちゃんは鼻へ漏れてしまったり，むせたりすることがあります（ホッツ床を装着していても，時々鼻へ漏れてしまう赤ちゃんもいるようです）。

　食べさせる時は，赤ちゃんの姿勢を寝かせ過ぎないように気をつけましょう。

　水分でむせてしまう場合は，少しとろみをつけると鼻に漏れることが少なくなるようです。

---

10 倍粥の作り方

ごはん　20 g

水　75 cc

1. 大きめの器にごはんと水を入れ，500W の電子レンジなら 2 分 30 秒ほど加熱します。
2. 少し蒸らしたら，茶こしでごはんとゆで汁に分けます。
3. ごはんをすりつぶして，ゆで汁をもどし，とろとろ状にします。

---

(2) モグモグ期（離乳中期）

　ゴックン期には前後にしか動かなかった舌が，歯が生え，あごが成長するにともなってお口の中に余裕ができ，上下にも動くようになってきます。

　そうすると，舌を使って食べ物を上あごに押し付け，モグモグとつぶして食べることができるようになります。この時期をモグモグ期といいます。赤ちゃんのお口をよく見て下さい。舌を上手に動かして，モグモグしていませんか？

　やわらかくゆでた食べ物を，ゴックン期よりも少し粗めにつぶし，与えてみましょう。モグモグとうまくお口を動かせないようだったら，もうしばらくゴックン期の離乳食を続けてもかまいません。

　赤ちゃんが自分で食べ物をつぶしながら食べることに慣れてきたら，少しずつつぶし方を粗くしていきます。これまでは一品一品与えていましたが，お粥にゆでた野菜を合わせるなど，そろそろ他の食べ物と組み合わせ

て与えてみるのもよいでしょう。白身の魚やお肉なども，とろみをつけてあげると食べやすくなります。

この時期，赤ちゃんの栄養は，ミルクや母乳からまだまだとることができます。味のバリエーションを増やしてあげるつもりで与えてみましょう。

上口唇の動きが弱い赤ちゃんや，食べ物を飲み込む時うまく口が閉じられない赤ちゃんは，食べながらこぼしてしまうことがあります。また，口蓋裂があるために，舌を使って上あごに食べ物を押し付ける力が弱かったり，食べ物が鼻から漏れたりすることがあります。裂のない部分を使って器用に食べる赤ちゃんもいますが，粗くつぶした食べ物がうまく飲み込めない場合は，離乳のステップアップを待ちましょう。

粒の残りやすい食べ物（例：茶碗蒸し）は，やわらかくても鼻漏れしやすいようです。ペースト状の食べ物に十分慣れ，鼻漏れが少なくなってから挑戦してみましょう。

なかには，液体は苦手だが，固形物なら食べられるという赤ちゃんもいます。ゴックン期では無理ですが，モグモグ期であれば，食パンをミルクに浸したものを食べさせてみるとうまくいく場合があります。

離乳は，赤ちゃんの修行ではありませんから，楽に食べられる物をしばらく続け，ゆっくりゆっくり食べられるものを増やしていけばよいのです。

食べ物を与えるペースにも気をつけましょう。早すぎると，かまずに丸飲みするようになってしまい，むせる原因にもなります。口の中に食べ物が残っていないのを確認してから次のスプーンをあげて下さい。

離乳食が終わった後は，飲みたいだけミルクや母乳を飲ませてあげましょう。

全粥の作り方

ごはん　40 g

水　75 cc

1. 大きめの器にごはんと水を入れ，電子レンジで 2 分 30 秒加熱します。
2. 10 分ほど蒸らしたら，そのままつぶしてベタベタにします。

(3) カミカミ期（離乳後期）

　前後，上下にしか動かなかった舌が左右にも動くようになり，食べ物を左右どちらかに寄せて歯ぐきでつぶして食べられるようになります。歯ぐきでつぶして食べられる固さの食べ物（バナナくらい）を準備してあげましょう。

　舌でつぶせない物が入ってくると最初は吐き出してしまうかもしれませんが，何度か試しているうちに上手に食べ物を移動させ，左右どちらかの頬と舌ではさんで歯ぐきでかめるようになってきます。

　いきなり固い物を与えると飲み込んでしまうこともありますから，少しずつステップアップしてあげましょう。

　食べる量が1日2回の離乳食で安定してきて，昼間の授乳が減ってきたら，3回食にしていきます。母乳やミルクより離乳食の量が増えてきますから，栄養バランスを考え，いろいろな素材を組み合わせてあげるとよいでしょう。

　離乳食が増えてくると，鉄分が不足しがちになることがあります。1日300〜400 ml のミルクか牛乳をコップで飲ませてあげましょう。それらが好きではない赤ちゃんは，ヨーグルトやチーズで代用してかまいません。

　歯ぐきを使ってかんで食べるようになるためには，上あごと舌の間で食べ物の形を感知することが必要になりますが，口蓋裂のある赤ちゃんはこの感触がつかみにくく，歯ぐきを使ってつぶすことを覚えるまでに時間がかかることがあります。また，口唇裂の手術後の赤ちゃんは，口唇の周りの筋肉と頬の筋肉が協調して動いてくれず，連続して「かむ」という動きができないために，口から食べ物がこぼれてしまうことがあります。

　口唇口蓋裂の赤ちゃんには，少し大きめで歯ぐきの上に乗せやすいものから始めてあげるとよいでしょう。丸いものやサイコロ状のものは歯ぐきの上に乗せておきにくいですし，粗みじん切りのものは，そのまま飲み込んでしまい，鼻漏れや"むせ"をおこしやすく，かむ練習にもなりません。また，ねり製品のような，つぶしにくいものも最初の頃は控えた方がよいでしょう。

　この時期は，食べ物にも興味が出て手の動きも活発になります。手づか

みで食べられる煮野菜，トースト，ゆでた魚などを準備してあげると楽しくかんで食べる練習ができます。汚れるのは覚悟して，赤ちゃんの食べたい欲求を満たしてあげて下さい。

(4) パクパク期（離乳完了期）

　1歳を過ぎると，バナナくらいの固さの物を奥の歯ぐきでかんで食べることに慣れてきます。1日3回きっちりと食べられるようになってくるので，自然と母乳やミルクの量も減ってきます。大人の食事から取り分けられる食べ物が増えてきますが，そのままでは味が濃すぎ，塩分の多い物は赤ちゃんの腎臓に負担がかかります。赤ちゃんに合わせて，日ごろから薄味を心がけるとよいでしょう。

　この時期になると，赤ちゃんはますます食欲，好奇心とも旺盛になり，自分で食べ物を取って食べようとするようになります。ただ，こぼす量が多く，まだ赤ちゃんだけでは食べられないので，手伝って食べさせてあげて下さい。

　3回の食事で足りない時は，おやつをあげてもよいです。できるだけ素材に近い物を与えるとよいでしょう。

　歯ぐきや生え始めた奥歯でかむ練習ができるように，まずは食べ物をカミカミ期と同じように口の前の方に置いてあげましょう。食べ物の形や固さを感知し，舌を動かして奥歯でかむ練習になります。

　離乳の完了は，1歳3カ月から1歳6カ月と育児書に書かれていることが多いですが，口蓋裂のある赤ちゃんは体重10 kgくらいを目安に1歳6カ月頃に手術を予定していることがあります。手術後は，やわらかめの食べ物からしっかり飲み込めるように練習していくので，離乳をあせることはありません。赤ちゃんの発達に合わせてゆっくり進めてあげて下さい。

第3章　よくある質問

●初　期●

Q 披裂に食渣（食べかす）が入ったらどうすればよいですか？

A 披裂に入り込んで歯ブラシやガーゼでは除けない食渣は，濡らした綿棒やスポンジブラシを使って丁寧に取り除きます。寝かせるか，または座った状態のお子さんと向かい合わせになり，前方からスポンジブラシの角でひっかけるようにするとよいでしょう。

この時，無理に取ろうとして口蓋に傷をつけることのないよう注意しましょう。スポンジブラシには，いろいろな大きさや形のものがあるので，お子さんに合ったものを探してみて下さい。介護用品売り場やインターネットでの入手が可能です。

Q 経管栄養をしていてうまく飲み込めません。
口腔マッサージはどのようにすればよいですか？

A 口腔マッサージには，食べたり話したりするのに必要な口腔器官の運動発達を促す効果があります。経管栄養を行う前か，経口摂取を併せて行っている場合は食前に行います。1日2～3回，各5分程度を目安にして下さい。お子さんがリラックスできる姿勢で行い，不快感を与えないことが大切です。口唇・頬の外側と内側，舌を手指でゆっくり押しのばすように刺激し，動きを引き出すようにします（p.10参照）。顔面や口腔に触れられるのを極端に嫌がる場合は，触覚過敏がある可能性が考えられます。この場合はまず過敏の除去に取り組む必要があるので，無理にマッサージを行うことはせず，医療機関で相談して下さい。

Q まだ嚥下（飲み込み）がうまくできません。
味覚の刺激はどうすればよいですか？

A 味覚は，糖などによる「甘い」，主にナトリウムによる「（塩）辛い」，

酸による「酸い」，アルカロイドなどによる「苦い」の4種類に大別されます。味覚の刺激はそれぞれの味を含んだ物を口腔内に含ませればよいのですが，乳幼児の場合「酸い」，「苦い」は特に嫌うことが多いので，まずは「甘い」ものから始めましょう。

嚥下がうまくできない場合は，口腔内に含ませる量が多いと誤嚥をおこす危険がありますので，少量で行います。綿棒に含ませて舐めさせるところから始めるとよいでしょう。

また乳幼児の味覚は成人より鋭敏ですので，成人がわずかに感じる程度の薄めの味で行います。3％程度の砂糖水を綿棒に含ませ，甘さに敏感な舌の先端部に触れさせるとよいでしょう。

Q> おっぱいばかり欲しがり離乳食を食べてくれません。

A> 赤ちゃんはお腹が空き過ぎていると，ゆっくり食べるのがもどかしく，簡単に飲めるミルクやおっぱいを欲しがり離乳食を受け付けないことがあります。食欲旺盛な赤ちゃんを授乳時間まで待たせた場合，よくあることです。とりあえず少量飲ませて落ち着かせ，その後離乳食を食べさせてみましょう。

ただ，途中で飲ませるのを止めると怒る赤ちゃんもいますし，結局ミルクやおっぱいを飲み過ぎて離乳食が進まないこともあります。そのような場合は，授乳時間より30分ほど早め，「お腹が空いてきたかな？」と思う頃に与えてみて下さい。

お腹が空き過ぎているのとは反対に，お腹がいっぱいでも赤ちゃんは離乳食を食べてくれません。おっぱいの時間が一定でない赤ちゃんは，まずは母乳やミルクを食事と考え1日のリズムを作ってあげて下さい。そのうち消化能力がついてきて空腹を感じるようになってきます。先に離乳食を食べ，その後授乳をする習慣をつけましょう。

Q> 「よだれ」があまり多くなければ，嚥下はある程度できているのでしょうか？

A> だ液は成人の場合，1日に約1〜1.5リットル分泌されており，乳幼児のだ液分泌量は体重1kgあたりでは成人より多いといわれています。

このだ液を普段は飲み込んでいるのですが，分泌量が嚥下量を上回った場合，口からあふれて「よだれ」となります。したがって「よだれ」が多くないということは，嚥下がある程度できていると考えてもよいでしょう。

ただし，唾液腺や唾液管の異常などにより，分泌量が低下している場合もありますので，口の中が十分濡れていなかったり，だ液の粘りが強い時は医療機関で相談されるとよいでしょう。

Q｜スプーンを嫌がって口を開けようとしません。

A｜無理にスプーンを押し込んだり，すぐに引き抜いたりしていませんか？おっぱいを飲む時は唇を開けたまま飲んでいたのですから，すぐにはうまく唇を閉じられませんし，手術後や経管栄養などのために唇が敏感になっている赤ちゃんもいます。水平よりやや下向きにスプーンを入れてみて下さい。下唇にスプーンが触れると口の中に取り込む準備をして，その後ゴクンと飲み込みます。こぼれた場合はすくってもう一度入れてあげましょう。

それでもなかなかうまくいかない場合は，スプーンをおもちゃ代わりに持たせ，大人の目の届く範囲で遊ばせてみましょう。慣れてきたら再チャレンジしてみます。スプーンの素材を変えてみるのもよいです。

Q｜最初に離乳食をあげた時，すごくむせてしまいました。小児科の先生に相談をした方がよいでしょうか？

A｜離乳を始める時の赤ちゃんの反応はさまざまで，最初から順調にいくこともあれば，なかなか慣れないこともあります。あせらず，その赤ちゃんに見合った離乳の進め方を，楽しみながら少しずつ学習していくことが大切になります。

＊　　　＊　　　＊

そこで，ご質問の離乳食を始めた時の「むせ」についてですが，単純に口唇裂や口蓋裂があるという理由だけで「むせやすくなる」ことにはつながりません。一般的には，①開始時期の問題で，赤ちゃんの飲み込みの生理的発達がまだ未熟な場合，②離乳食の内容が初期離乳食

としては不適切でやや固過ぎる，あるいは水分含量が少なく喉に絡んでしまう（p.10〜の「離乳食のポイント」の項をご参照下さい），③目安量が多過ぎる，あるいは赤ちゃん自身が慌てて飲み込んでしまう，などが原因として考えられます。④食事姿勢も大切で，お座りがまだできない赤ちゃんなら授乳する時のように身体を起こし，抱っこして食べさせるなど，赤ちゃんが食べやすい姿勢の工夫が必要です。

＊　　　＊　　　＊

むせた後どうなるか，赤ちゃんの状態を十分観察することもわすれてはなりません。むせをおこしてもその後は咳もスムーズに治まり，普段通りの楽な呼吸に戻り機嫌もよければ，そのまま様子を見ても構いません。しかし，咳が繰り返し長く続く，呼吸が荒くなって今までなかったゼコゼコやゼロゼロが出現する，元気が何となくない，ミルクも飲まなくなる，あるいは発熱など新たな症状が出現するようであれば，早めにかかりつけの医師にご相談下さい。また，普段から「むせやすい」と感じる場合もお尋ね下さい。

Q　早産で生まれましたが，離乳食はいつから始めればよいでしょうか？

A　早産で生まれた低出生体重の赤ちゃんは，出産予定日を基準に5カ月後頃から（修正月齢）離乳食を開始するとよい場合もあります。ただ，離乳の開始は月齢や体重で決まるのではなく，首がしっかりすわっているか，支えれば座っていられるか，食べ物を見ると欲しそうに口を開けるか，などが目安となります。

妊娠35〜36週，2,000g以上で生まれた赤ちゃんで，生後の経過が順調で呼吸が安定し，おっぱいを吸う力（吸啜力），咀嚼（かむ），嚥下（飲み込む）の発達が順調であれば，普通通り進めてかまいません。妊娠30〜34週で生まれた赤ちゃんも，経過が順調であれば修正月齢より少し早目でもかまわないでしょう。

30週未満で生まれた赤ちゃんや発育の状態によっては，専門医の助言を受けながら開始し，進めてあげるのがよいでしょう。

これらはおおよその目安で，低出生体重で生まれた赤ちゃんの発達には個人差があります。主治医または3カ月健診などで相談しながら進

めてあげて下さい。

Q 離乳食のスタートが遅れてしまいましたが大丈夫ですか？
A 口唇裂の手術の関係や，赤ちゃんの体調などさまざまな理由で離乳食の開始時期が遅れることもあると思います。多少遅れても大丈夫ですが，生後 6 カ月目頃には始めましょう。あまり離乳食が遅れると，母乳やミルクに慣れすぎて離乳食を嫌がることがあります。

遅く始めたとしても，初期の固さの物から始め，食べられるようになったら中期の固さに進めるのがよいでしょう。遅く始めたからといって焦る必要はありません。最近では，1 歳半〜2 歳頃までに離乳が完了すればよいともいわれています。

Q 果汁を与えた方がよいのでしょうか？
A 離乳の準備としての果汁，スープなどは"与えてもよい"という意味のもので，どうしてもあげなければいけないものではありません。ミルクや母乳が十分足りていれば 5 カ月頃までは水分不足になることもありませんから，嫌がるなら無理にあげなくてもかまいません。

水分補給でイオン飲料をたくさん飲んでいる赤ちゃんがいますが，これらは糖分が多くカロリーも高いので，発熱や下痢で水分が失われている時はよいですが，普段は白湯かお茶にしましょう。

●中期〜後期●

Q 口唇口蓋裂の披裂（ひれつ）や鼻腔にくっつかないような，離乳食の食材と形状を教えて下さい。
A 粘性のあるイモ類，米，パン類が比較的くっつきやすく，豆腐，茶碗蒸し，ヨーグルトなどは披裂や鼻腔にくっつきにくい傾向があります。ただ，形状がペースト状の場合は，どの食材も披裂や鼻腔，または口腔内にくっつきやすい傾向にありますので，最後に必ずお茶や白湯などで流しましょう。それでも取れない場合は，こまめに綿棒などで掃除してあげましょう。

Q 体重の増えが悪く心配です。

A 赤ちゃんの体重は，生まれてすぐはぐんぐん増えますが，生後1年くらいすると増え方が緩やかになってきます。動きの活発な赤ちゃんだとその分消費してしまうのでなかなか増えない，ということもあります。離乳食もミルクも十分とっていて，元気であれば心配いりません。無理に成長曲線に入れようとするとお母さんも赤ちゃんも大変です。その子なりに増えていれば，焦らず様子を見てあげましょう。

ただ，1歳を過ぎても母乳やミルクばかり飲んでいて，なかなか体重が増えない赤ちゃんは，卒乳を考えてもよいでしょう。

Q 1歳6カ月を過ぎても口蓋裂の手術の目安となる体重（約10 kg）に達しません。離乳食とミルクはどのように与えるのが一番効果的ですか？

A 1歳6カ月になると，1日3回の食事が軌道に乗り，必要な栄養素の70～90％を食事からとれるようになりますが，3回の食事だけでは必要栄養量をとることができません。1～2回の間食で不足分を補っていきましょう。

3度の食事をしっかり食べることに重点を置き，ミルクは間食の時にあげるようにしましょう。また，食事時間が不規則だと食欲不振の原因のひとつになりますので，生活のリズムを整えるのも解決策の一つかもしれません。

Q 体重がなかなか増えず困っています。
離乳食以外に補食となる食品はありますか？

A エンジョイゼリーというゼリータイプの栄養補助食品があります。これは，かむ力や飲み込む力の衰えた方，流動食から普通食へ移行する方などを対象として開発されたもので，乳幼児専用の食品ではありませんが，摂取量を守っていただければどなたでも使用することができます。

Q 1歳2カ月で，現在体重8 kgですが1日何kcal必要でしょうか？

A 1～2歳のお子さんの1日に必要なエネルギー量は，男の子で1,050 kcal,

女の子で 950 kcal となります。

Q 離乳食もミルクもたっぷりで肥満が心配です。

A たくさん食べたことによって，下痢をしたり吐いたりしてしまうようであれば食べ物の固さや量を見直したほうがよいですが，元気でしたら減らす必要はありません。赤ちゃんの頃の肥満は大きくなっても続くものではなく，生活習慣病とは関係ないとされています。現在の体重が平均より少し上でも 1 歳前後には落ち着くでしょう。小児肥満の原因の多くは幼児期の甘いものの過剰摂取や高カロリー食，運動不足などです。離乳食の味付け，おやつの与え方，甘い果汁の飲みすぎなどには気をつけましょう。

Q 急にミルクを飲まなくなってしまいました。

A しっかり離乳食を食べるようになると，急にミルクを飲まなくなることがあります。元気であれば様子を見てもかまいません。しばらくするとまたミルクの量が増えることもあります。食欲や食事に対する興味は，大人と同じように赤ちゃんにもムラがあります。嫌がる時は無理強いせず，本人の意思を尊重してあげましょう。ミルクを飲ませなくちゃ，とお母さんが頑張ると赤ちゃんはますます飲まなくなってしまいます。喜んで離乳食を食べていれば心配ありません。

Q うまくかめずに飲み込んでしまいます。

A 進め方が早いのかもしれません。月齢にこだわらずゆっくり進めてあげましょう。離乳の進み方にも個性があり，最近では 1 歳半から 2 歳頃までに完了すればよいといわれています。

飲み込んでしまう時は，固さに無理があるのかもしれませんから，小さ過ぎず，ある程度の大きさにしておくこと。歯ぐきでつぶすことができ，しかもつぶさないと飲み込めない形にすることがポイントです。ゆでて切り込みを入れたにんじんや，モンキーバナナなどがおすすめです。

Q ▷ 鼻腔に食渣（食べかす）がたまっていると中耳炎になりやすいというのは本当ですか？
また，予防はどうすればよいですか？

A ▷ 中耳とは，鼓膜や耳小骨など「聴こえ」と密接な関係を持つ重要な場所です。

中耳は粘膜で覆われており，中耳粘膜から粘液が分泌され耳管と呼ばれる管を通して，鼻へ粘液を排出しています。

その排泄口が，耳管咽頭口と呼ばれる開口部です（下図を参照）。

食物残渣が鼻腔内に存在すると，細菌が増殖しやすくなり，急性鼻炎や急性副鼻腔炎を合併しやすくなります。そして，これらの膿汁が耳管から逆行性に細菌感染をおこし，急性中耳炎を発症する元となります。

　　　　　　　　　＊　　　　＊　　　　＊

子供の耳管の傾斜角度は成人と比較して緩やかなため（下図を参照），経耳管的に逆行性感染をおこしやすいという特徴があります。

そこで予防法として，乳児の場合は，できるだけ頭部を起こした状態でミルクなどを与えるように留意することが大切です。

次に，鼻腔内に膿汁が充満していると，経耳管的な逆行性感染をおこしやすくなりますので，近くの耳鼻咽喉科を受診し，鼻内の膿汁を吸引除去（鼻処置）してもらうことを特におすすめします。鼻内の膿汁を取り除くことで，感染の原因となる細菌の菌量を減らすことができ

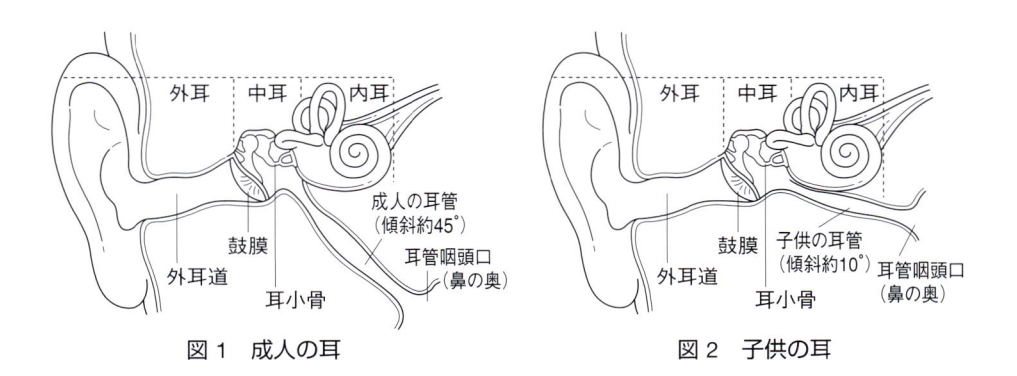

図1　成人の耳　　　　　　　　　　　図2　子供の耳

るため，抗生物質を内服するよりも，急性中耳炎の予防になります。また，子供の「鼻すすり」は中耳腔に陰圧がかかり，しばしば経耳管的な逆行性感染を引き起こす原因となりますので，「鼻すすり」をさせないことも重要な中耳炎の予防法です。

Q 離乳食と誤嚥性肺炎について教えて下さい。

A 誤嚥性肺炎とは乳汁，食べ物，嘔吐物などが誤って気管に入ってしまい，結果的に肺炎をおこすことで，放置すれば重症化することもあるとても危険な病態です。ただ，それらのものを少量気管に飲み込んだとしても，"せき反射"でそれらを気管から排出して一時的なむせだけで治まり，心配することはほとんどありません。

＊　　　＊　　　＊

問題となるのは，赤ちゃんが気道の奇形や脳性麻痺などハンディキャップがある場合で，特に胃食道逆流といって胃の内容物が食道まで逆流する現象を認める赤ちゃんが誤嚥すると，胃液などの酸性物が気管内に入ることになり，肺炎が重篤となる危険性が一層高まります。一度に多量の誤嚥をした時は，急激に激しくせきをし，ゼイゼイする呼吸音や呼吸困難が出現，もっとひどくなると顔色や全身色が紫色様にチアノーゼとなり，直ちに治療を開始しなければなりません。

＊　　　＊　　　＊

誤嚥性肺炎をおこしやすい，あるいはおこしているかもしれない可能性をチェックするにはどのような方法があるでしょうか？　これには平素の飲み込み機能（嚥下機能）をみる必要があります。そして赤ちゃんがおおむね健康であるか，呼吸器感染にかかりやすいか，またかかった時それが不安定で重症化しないか，栄養状態はいいか，離乳食など食事を楽しんでいるか，食事時間は 30 分以内か，などが参考になります。これらで気になる点が多ければ，担当医とご相談する必要があります。

Q ストローやコップがうまく使えません。

A 赤ちゃんはゴムの乳首やトレーニングカップの感触を嫌がることがあ

ります。大きめのスプーンやレンゲから吸わせる，コップを斜めにして飲ませるなどして慣らしてあげましょう。最初はこぼしてしまうことも多いですから，濡れてもかまわないお風呂で練習すると案外うまくいくこともあります。

Q ＞ **食べた物がそのまま便に出てしまいます。**
A ＞ 大人と比べて歯が少なく，かむのが下手な赤ちゃんは，少し固めの物や繊維の多い物を食べると，便の中に食べた物が出てくるのはよくあることです。野菜などの色や形がそのまま出ることも珍しくありません。

ただし，水のような便が出ておむつからはみ出すようだったり，便に血が混じったりするようでしたら，便を持って小児科を受診して下さい。スイカ，トマトなどを食べた後は，それらが便に混じることがあるので，受診した場合は食べた物を医師に告げて下さい。

離乳食を始めると便がゆるくなったり，逆に便秘になる場合もありますが，喜んで離乳食を食べているならそのまま進めてかまいません。

Q ＞ **フォローアップミルクは必要ですか？**
A ＞ フォローアップミルクは牛乳に似た組成でありながら，牛乳には不足している鉄分やビタミンCを補ってくれます。

離乳食が支障なく行われているならば，無理にフォローアップミルクを使う必要はありません。フォローアップミルクは通常の育児用ミルクとは異なり，牛乳と同様消化に負担がかかります。12カ月以降の牛乳代替品と考えるのがよいでしょう。

Q ＞ **牛乳はいつから飲ませてよいですか？**
A ＞ 牛乳は完全栄養食品ではなく，ほとんどの栄養を離乳食からとれるようになってから与えた方が問題が少ないとわかってきました。

母乳に比べてたんぱく質が非常に多く，赤ちゃんの負担となり離乳が遅れる可能性もあります。鉄分は母乳と同じくらいですが，カルシウムが非常に多く，牛乳中のカルシウムが鉄分と結びついて，かえって

鉄分の吸収を悪くしてしまいます。母乳の鉄分吸収率は50％と高く，ミルクも牛乳に比べ鉄分を十分に補充されています。

牛乳の持つ意味は，栄養の摂取というより卒乳の一手段と考えるべきで，栄養学的には必須のものではありません。

●完了期●

Q ＞ 遊んでしまって食べてくれず，食べ終わるまでに1時間近くかかってしまいます。

A ＞ 赤ちゃんは発達に伴い食べ物以外にも興味を示すようになり，好奇心のかたまりで集中して食べられないこともあります。ここで無理矢理食べさせようとするのは逆効果。周囲の大人がおいしそうに食べていると意外と欲しがったりするものです。食べる時は，好きなおもちゃや絵本が目に入らないよう隠しておくのもよいでしょう。

じっと座っているのを嫌がる時期もあります。特に男の子に多いようです。「座って食べようね」と声をかけてあげて下さい。30分以上過ぎて食べ物がおもちゃになってしまうようだったら，きりをつけて片付けましょう。

Q ＞ 母乳をいつまでも飲ませていると困るのですか？

A ＞ 離乳食が順調に進んでいるのであれば，母乳をいつ止めるかはお母さん次第です。赤ちゃんがおっぱいを飲むことに興味がなくなったら10カ月〜1歳を目途に断乳すればよいです。おっぱいへの執着が強い赤ちゃんの場合は無理をせず，興味がなくなるまで待ってもかまいません。赤ちゃんが母乳を欲しがらなくなるまであげ，自然におっぱいを終わっていくことを卒乳といいます。

長くおっぱいを吸わせていると虫歯になりやすいといわれることもありますが，虫歯のでき方には差はなかったという研究もあります。

赤ちゃんの状態，お母さんのおっぱいの状態，職場復帰，次の赤ちゃんが欲しいなど，それぞれの事情に合った断乳，卒乳を計画されるとよいでしょう。

おわりに

　おっぱいやミルクがうまく飲めるようになったと思ったら，あっという間に離乳食。そんな風に感じられているお母さんが多いのではないでしょうか。赤ちゃんの成長には目を見張るものがありますね。

　ここに書いてあることや育児書に書いてあることは，ほんの一握りの知識でしかなく，赤ちゃんの発達は千差万別で，離乳食の進み方もそれぞれだと思います。順調に進むこともあれば，つまずくこともあるでしょう。今後の治療のこともあり，これからも悩むことがたくさんあると思います。そんな時は，お母さんやご家族だけで悩まず担当医，看護師，保健師，言語聴覚士，親の会への問い合わせ，また日本口唇口蓋裂協会のホットラインなどにご相談下さい。

　なごやかで明るい雰囲気の中，赤ちゃんがすこやかに成長されますことを，心よりお祈りしています。

日本口唇口蓋裂協会　事務局
常務理事　夏目　長門
スタッフ　多田　勝子

特定非営利活動法人日本口唇口蓋裂協会は，国際連合認定法人（ロスター）として国内外で援助活動を行っているボランティア団体です。
（http：//www.aichi-gakuin.ac.jp/~jcpf/）
お問い合わせ，ご相談などは下記までご連絡下さい。

お問い合わせ：〒464-8651
　　　　　　　名古屋市千種区末盛通2-11　愛知学院大学歯学部内
　　　　　　　TEL：052-757-4312　FAX：052-757-4465
　　　　　　　E-mail：jcpf@jcpf.or.jp

ご相談：口唇・口蓋裂ホットライン（TEL：052-757-4312）
　　　　患者さん，家族その他の方から，電話による悩みの相談を受け付けております。受付は月曜～金曜の朝10時～16時まで。後日コレクトコールにて口唇口蓋裂治療の専門家が直接お電話をいたします。

編集委員ならび執筆者

　　吉川　史隆　名古屋大学医学部教授　産婦人科
　　　　　　　　日本口唇口蓋裂協会理事
　　梅村　長生　愛知三の丸病院部長　口腔外科
　　　　　　　　日本口唇口蓋裂協会理事
　　鈴木　俊夫　日本口腔ケア学会理事長　口腔ケア
　　　　　　　　日本口唇口蓋裂協会理事
　　古川　博雄　愛知学院大学歯学部講師　口腔外科・言語治療科
　　　　　　　　日本口唇口蓋裂協会理事
◎　夏目　長門　愛知学院大学歯学部教授　口腔外科・先天異常学
　　　　　　　　同口唇口蓋裂センター長
　　　　　　　　日本口唇口蓋裂協会常務理事
○　新美　照幸　愛知学院大学歯学部講師　口腔外科・障害者歯科
○　杉山　成司　愛知学院大学歯学部教授　小児科
○　佐藤　孝至　愛知学院大学歯学部講師　耳鼻咽喉科
○　田中　美里　愛知学院大学歯学部附属病院　管理栄養士
　　水野　敏子　愛知学院大学歯学部附属病院　総看護師長
○　富永　智子　愛知学院大学歯学部附属病院　言語聴覚士
○　多田　勝子　日本口唇口蓋裂協会　助産師
○　名倉　知里　日本口唇口蓋裂協会　言語聴覚士

　　　　　　　　　　　　　　　　　　　　敬称略　順不同
　　　　　　　　　　　　　　　　　　　　◎　編集執筆責任者
　　　　　　　　　　　　　　　　　　　　○　編集執筆

口唇口蓋裂児　離乳食の基礎知識

2008年10月23日　第1版　第1刷発行
2012年2月24日　第1版　第2刷発行

編　集　特定非営利活動法人　日本口唇口蓋裂協会
　　　　〒464-0055　名古屋市千種区姫池通3-7-101
　　　　TEL 052-757-4312　FAX 052-757-4465
　　　　E-mail：jcpf@jcpf.or.jp

発　行　財団法人　口腔保健協会
　　　　〒177-0003　東京都豊島区駒込1-43-9
　　　　TEL 03-3947-8301　FAX 03-3947-8073
　　　　振替　00130-6-9297
　　　　http://www.kokuhoken.or.jp/

乱丁・落丁の際はお取り替えいたします．　　印刷・三報社印刷/製本・愛千製本
ISBN978-4-89605-246-6 C0047
　　　　　Ⓒ Nihon Koushinkougairetsu kyoukai 2008. Printed in Japan
本書の内容を無断で複写・複製・転写すると，著作権・出版権の侵害となることがありますのでご注意ください．

JCOPY〈(社)出版者著作権管理機構　委託出版物〉
　本書の無断複写は著作権法上での例外を除き禁じられています．複写される場合は，そのつど事前に，(社)出版者著作権管理機構（電話 03-3513-6969, FAX 03-3513-6979, e-mail：info@jcopy.or.jp）の許諾を得てください．